Sala 1 – Entrada

Dos esculturas saludan al visitante en el vestíbulo de la entrada: **el patrón de los médicos (Cosme) y el de los farmacéuticos (Damián).** Cosme sostiene en mano un recipiente oval utilizado para el análisis de la orina, y que hasta el siglo XVIII constituía el instrumento de trabajo más importante y característico de la profesión. San Damián, patrón de los farmacéuticos, muestra por su parte en la mano derechaun cuenco para la preparación de pomadas, mientras que en la izquierda porta una espátula para la mezcla de sustancias. Los gemelos simbolizan la proximidad de ambos oficios.

Mientras que la profesión del médico estaba ya ampliamente atestiguada en la Antigüedad, el oficio del farmacéutico no aparecería en Europa hasta una época muy posterior, documentado por primera vez en textos de carácter jurídico. Así, por ejemplo, el célebre emperador de la dinastía Staufer, Federico II (1194–1250), dedicaría en su Liber Augustalis algunos párrafos acerca de la relación entre el médico y el farmacéutico para el reino de Sicilia (1231/1240). Sin embargo, habría

▲ *Izquierda: San Cosme, derecha: San Damián, Suiza, siglo XVIII.*

que esperar algún tiempo para la presencia de las primeras farmacias, documentadas en las prósperas ciudades europeas a partir de los siglos XIII y XIV. Hasta ese entonces, las farmacias estaban localizadas exclusivamente en monasterios, donde no sólo se custodiaban conocimientos medicinales y farmacéuticos transmitidos desde la Antigüedad, sino también donde éstos eran llevados a la práctica. El vínculo entre la actividad monástica y el origen de la ciencia farmacéutica representa uno de los principales puntos de interés de nuestro museo.

Este es el caso de un **dispensario farmacéutico** del año 1740 proveniente del monasterio de las Carmelitas Descalzas de Schongau, en Baviera. En las puertas superiores del armario, encontramos las representaciones pictóricas de varios monasterios de la congregación: Regensburg, Augsburg, Múnich (monasterio principal) y Urfahrn (Reisach/Inn). En el extremo derecho falta la parte que habría correspondido al monasterio de Schongau, originariamente unido a los otros a través de las ramas del árbol pintado que cubrían las cinco partes, enraizadas al edificio central de Múnich. Las puertas inferiores permiten reconocer dos fases en la decoración pictórica. Mientras que la parte izquierda presenta una capa de aloe del siglo XIX, el resto muestra la decoración original. En el interior del dispensario se

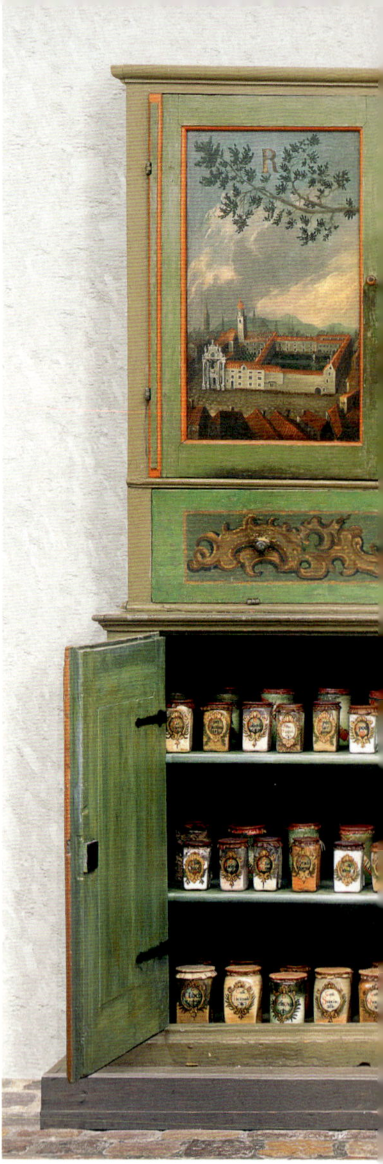

▶ *Armario dispensario, monasterio de Schongau, sobre 1740.*

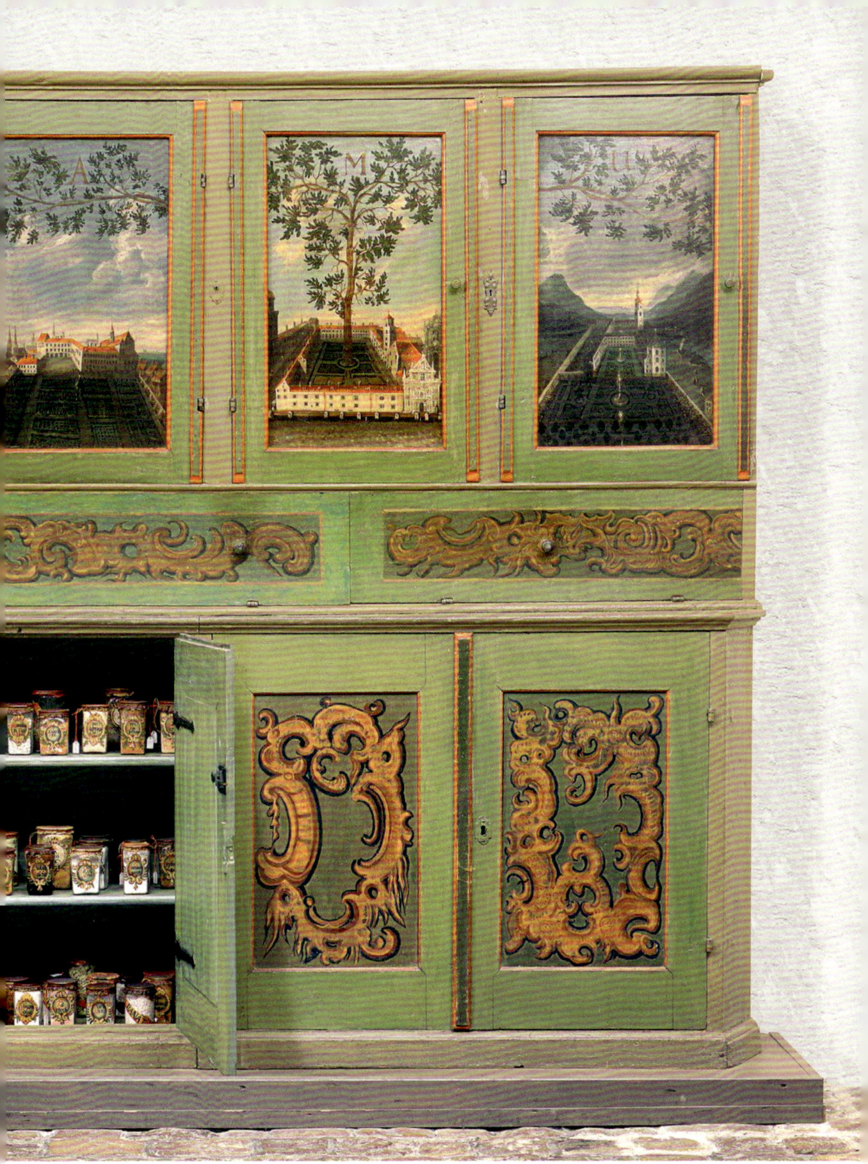
A
M

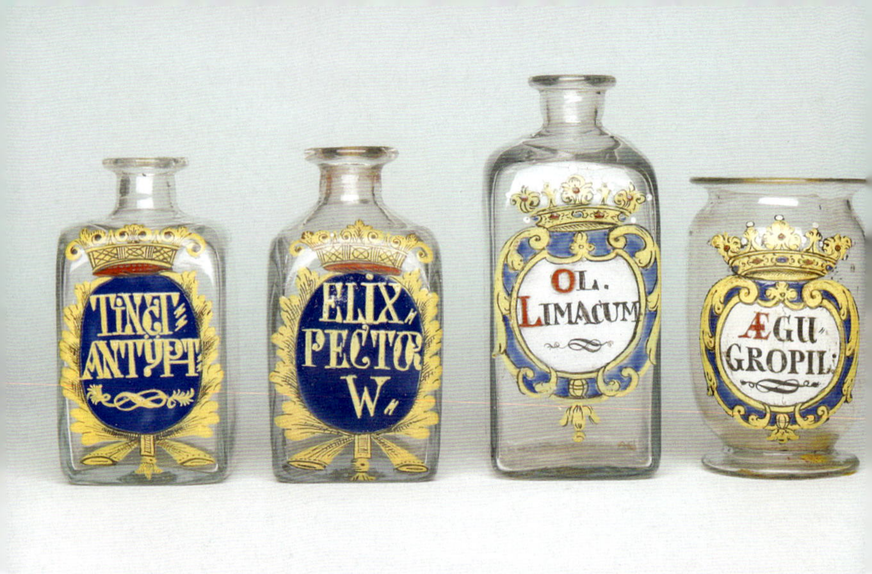

muestra un contenido único: los más de 180 recipientes de vidrio del siglo XVIII aún provistos de las sustancias medicinales originales.

Sala 2 – Sinopsis histórica

La sala 2 ofrece una vista general de la ciencia médica desde el mundo antiguo hasta el siglo XXI. Diferentes tradiciones han ejercido una gran influencia en el desarrollo de la medicina hasta el siglo XVIII: la de la Antigüedad y su recepción en Bizancio y Perisa, la del mundo árabe-islámico y las tradiciones locales (por ejemplo, en el contexto de la medicina monástica). Junto a los textos informativos de los plafones, son expuestos algunos objetos característicos, así como innovaciones de épocas diversas. En una vitrina nos encontramos con algunos ungüentarios romanos (siglo I a. C.), cerámica persa del siglo XIV, así como los recipientes farmacéuticos de madera más antiguos documentados en las regiones germánicas (1607–1608), el preciso peso medicinal de Núremberg (introducido en 1555), así también como el primer recetario de uso práctico (Valerius Cordus, 1546). Un aparato multifuncional para la destilación a vapor (aprox. 1890) representa la introducción de la industralización en el contexto de la farmacia.

El centro de la sala aparece dominado por la oficina barroca (en latín 'taller') del monasterio Benedictino

▲ *Recipientes de vidrio con pintura de esmalte, siglo XVIII.*

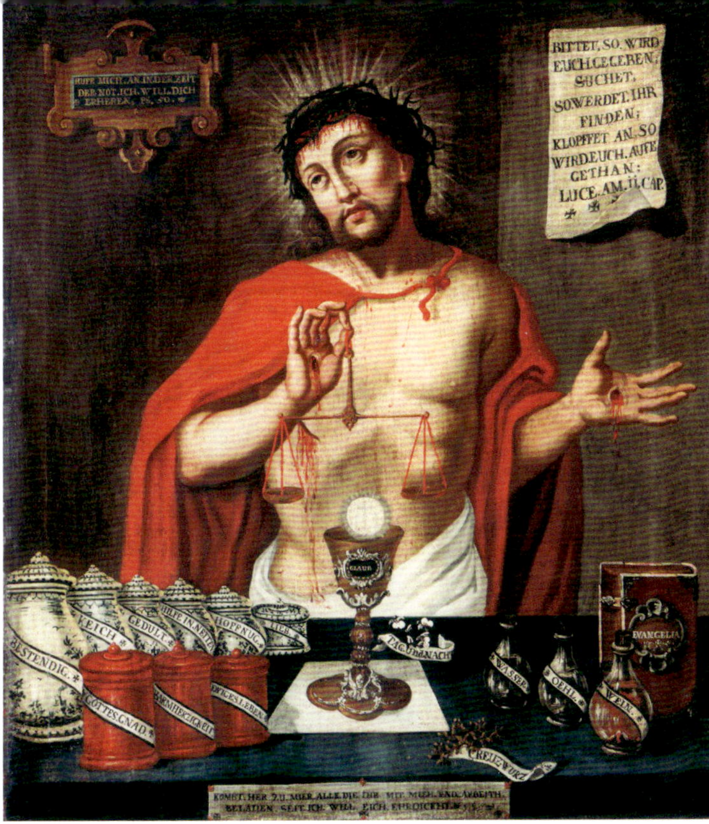

de Schwarzach, Baden/Rheinmünster (aprox. 1724). La capa de color verde claro del conjunto es acentuada por detalles decorativos dorados. Sobre el mostrador de roble, se alzan las esculturas del antiguo dios de la medicina Esculapio y de su hija Hygeia, quienes parecen custodiar de este modo la preparación de sustancias medicinales. En sus manos se observan atributos característicos: el bastón y la serpiente.

En los estantes puede admirarse parte de la famosa y más grande colección de recipientes de vidrio con etiquetas de esmalte pintado. Las piezas datadas en el siglo XVIII provienen en su mayoría de Alemania central no contienen sustancias curativas sino virtudes cris-

▲ *Cristo en la farmacia, Munich, segunda mitad del siglo XVIII.*

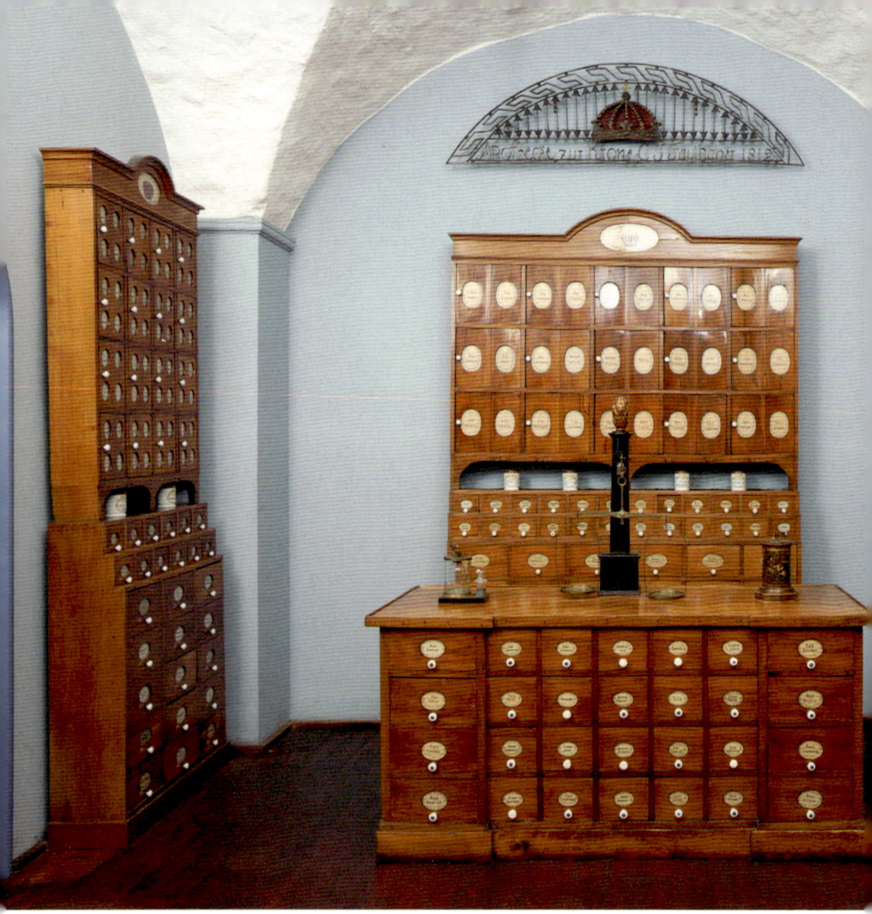

▲ *Farmacia zur Krone, Ulm, Mobiliario aprox. 1820.*

tianas (por ejemplo, misericordia). El recetario es la Biblia, mientras que la balanza no pesa los típicos ingredientes sino las almas en el día del juicio final. Otros objetos relacionados con el arte religioso (amuletos, ofrendas votivas de los siglos XVII–XIX), y varias figuras de santos (San Sebastián o San Roque, protectores contra la peste; o María Magdalena, patrona de los farmacéuticos) amplían el espectro de la temática.

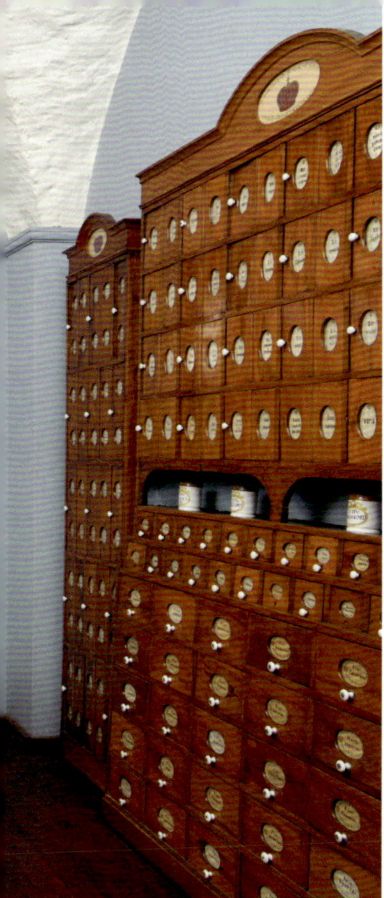

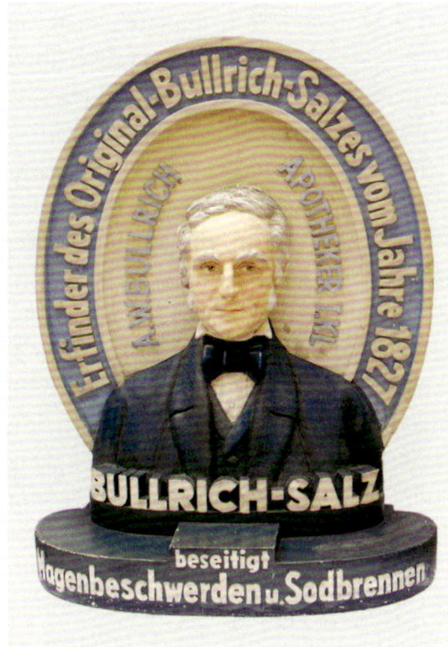

Salas 3 y 4 – La farmacia infantil y la farmacia Biedermeier

Generalmente, las diferentes actividades pedagógicas organizadas en el museo tienen lugar en la sala 3. A través de actividades prácticas, los niños tienen aquí la oportunidad de convertirse en pequeños farmacéuticos.

En la vecina sala 4, encontramos de nuevo un mobiliario farmacéutico auténtico. El ambiente azul claro de las paredes recrea el contexto original del conjunto, proporcionando el perfecto contraste al mobiliario de madera de cerezo de la **farmacia zur Krone de Ulm** (aprox. 1812/14). Como hecho poco convencional de aquella época, los armarios destinados a los recipientes eran concebidos como estantes cerrados. Esta

▲ *El farmacéutico de Primera Clase August Wilhelm Bullrich aparecía "en persona" en la vitrina para dar publicidad de la sal Bullrich, por él inventada, relieve de plástico duro, sobre 1950.*

concepción se inspiró en la experiencia del propietario de la farmacia, Christoph Jacob Faulhaber (1772–1842): las puertas protegían los medicamentos de la luz y bichos. Y las dobles etiquetas – en el exterior de las puertas y en los recipientes – evitaban confusiones. Sin embargo, esta disposición se encontraría pronto con un serio inconveniente. Al no cumplir con la normativa vigente de la época, el mobiliario fue retirado con motivo de una revisión oficial en 1898. El destino posterior de la oficina fue el museo de la ciudad de Ulm. Después de que la farmacia Mohren de Ulm sufriera graves destrozos durante la Segunda Guerra Mundial, el mobiliario fue recuperado como farmacia de emergencia, cumpliendo sí esta vez con los nuevos requisitos. Cuando se decidió modernizar el mobiliario de la farmacia Mohren en 1959, el conjunto encontraría una nueva residencia en el Museo Alemán de la Farmacia.

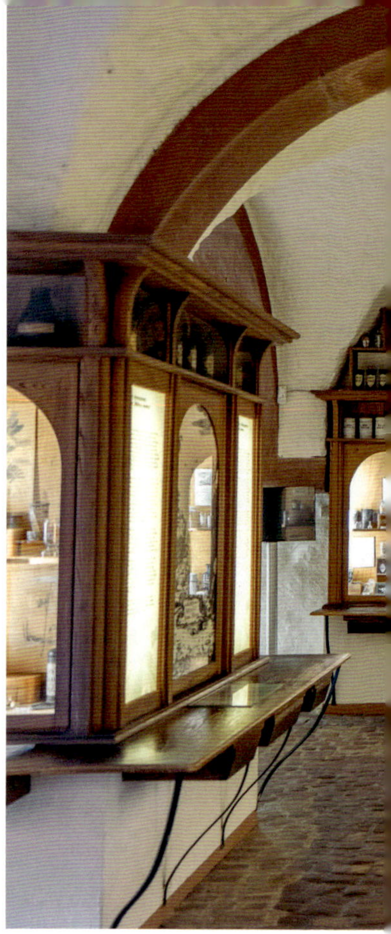

Sala 5 – El fármaco

El Museo Alemán de la Farmacia posee la colección mundial más grande de sustancias con fines curativos de la "materia medica" de los siglos XVII–XX. Bajo el concepto latino de "materia medica" se entiende la globalidad de todas las sustancias empleadas por si mismas como fármacos o utilizadas para la elaboración de medicamentos. Estas sustancias provienen tanto de drogas vegetales (vegetalia), de animales (animalia) o minerales (mineralia). Según la terminología especializada, la denominación "droga" designa todas aquellas materias primas empleadas para la elaboración de fármacos. Las sustancias del reino vegetal han sido tradicionalmente las más empleadas para este propósito, así como las más antiguas atestiguadas (por ejemplo, hierbas, flores, semillas, raíces, etc.). Del reino animal

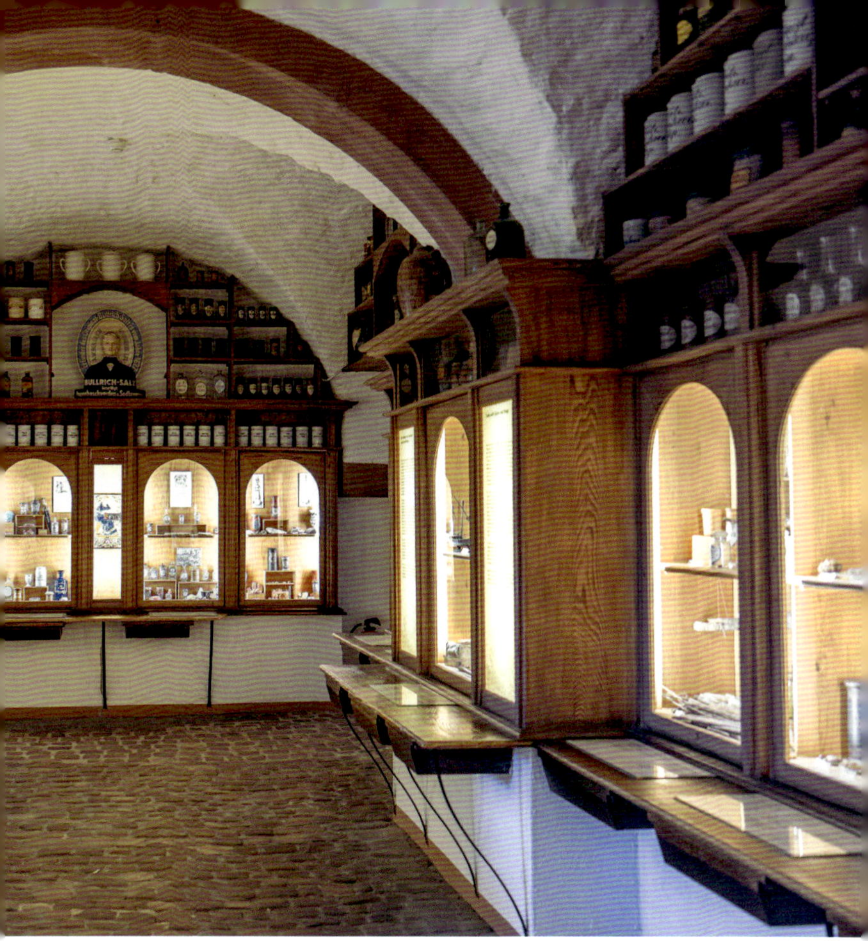

provienen aproximadamente el 10–20 % de las drogas utilizadas. Así, por ejemplo, la grasa solía ser empleada para la preparación de pomadas, mientras que según la creencia popular el cuerno de unicornio era valorado por sus supuestos efectos como antídoto. Del reino mineral se solía utilizar desde la Antigüedad piedras, metales y tipos de tierras, aunque su empleo ganaría una mayor importancia a partir de **Paracelso (1493/94–1541).** En la sala 5

▲ *Vista de la colección de fármacos.*

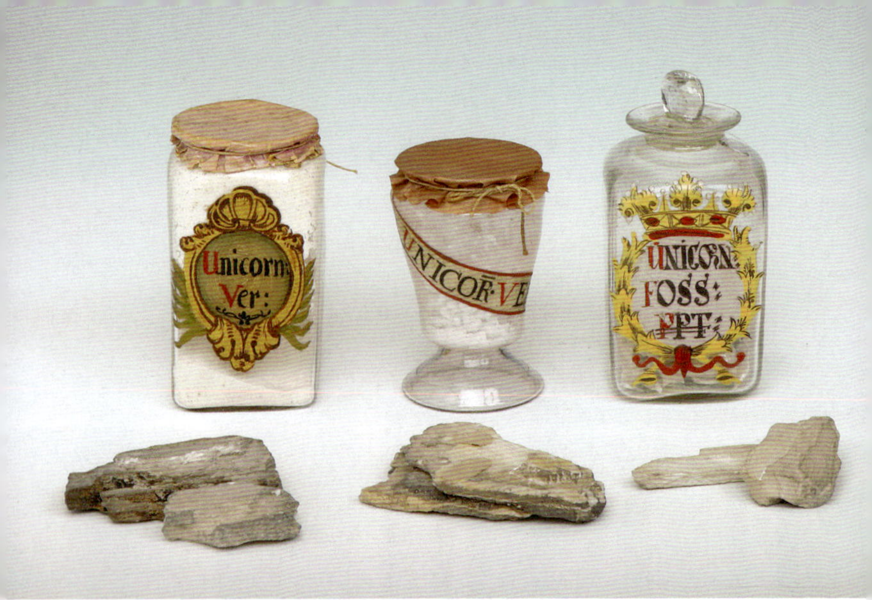

▲ *Recipientes de vidrio para Unicornio marino "auténtico", derecha, para fósil de unicornio (diente de Mamut), Alemania, siglo XVIII.*

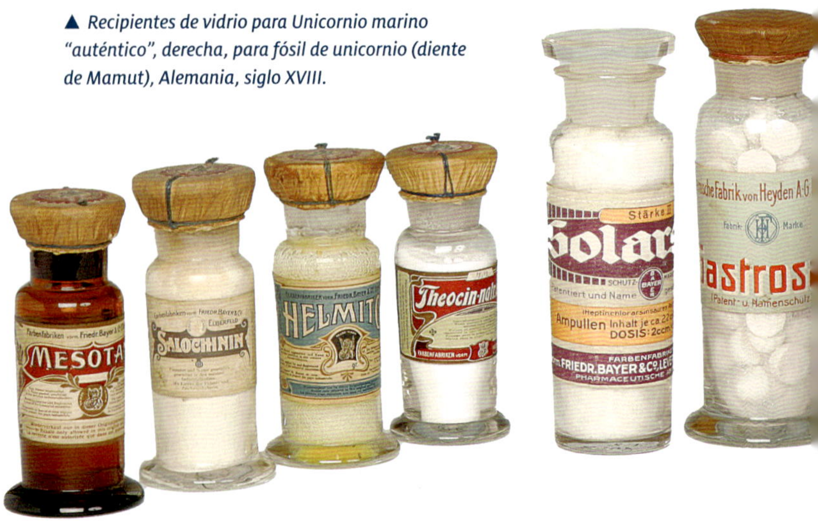

▲ *Primeros medicamentos industriales, 1910/30.*

son presentadas unas 1.000 materias primas, repartidas temáticamente en 28 vitrinas según sus efectos o indicaciones. Las sustancias son mostradas junto con representaciones gráficas y recipientes medicinales de los siglos XVII–XIX. Salbia y Hierba de San Juan o Hipérico aparecen relacionados con remedios hoy en día obsoletos, tales como la llamada corteza china, solución contra la fiebre empleada a partir del siglo XVII contra la malaria. A este tipo de ma cultura europea y que acabarían siendo pronto más apreciados como bienes de consumo, tales como té, cacao o especias. La exposición cuenta asimismo con sustancias algo más extravagantes, como supuestos preparados de unicornio, polvo de momia o grasa humana. A la famosa **"Reina de las medicinas", "Theriak",** se le ha dedicado toda una vitrina. Desde la Antigüedad hasta el siglo XVIII, este medicamento compuesto inicialmente por unos 60 ingredientes, y llegando a incluir hasta 200, era una mezcla de color oscuro con una consistencia similar a la mermelada y se convertiría en un clásico imprescindible entre los fármacos. Considerado como el "medicamento total", la mezcla incluía preferentemente sustan-

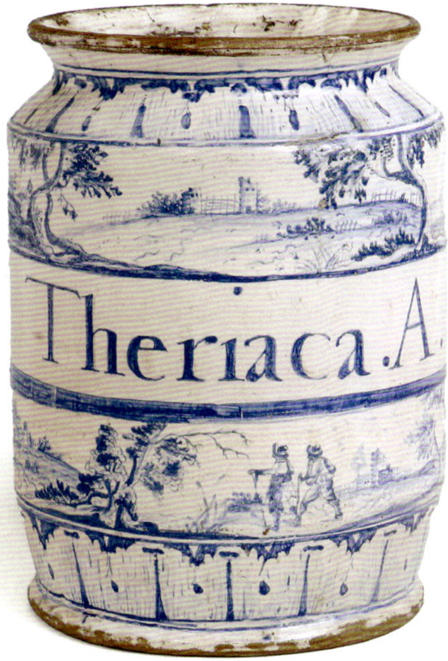

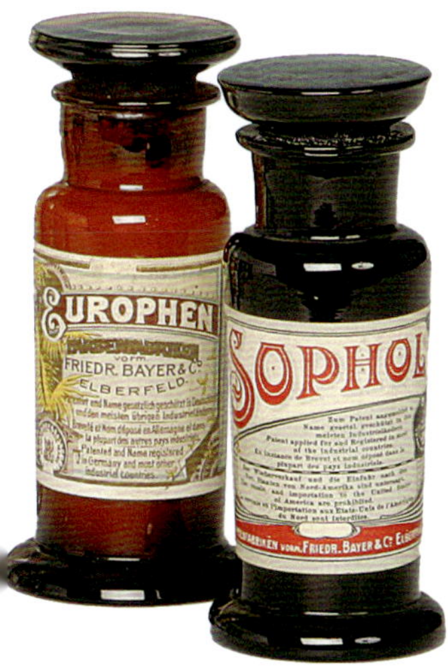

▲ *Espléndido recipiente para Theriak, Mayólica, Talavera, sobre 1700.*

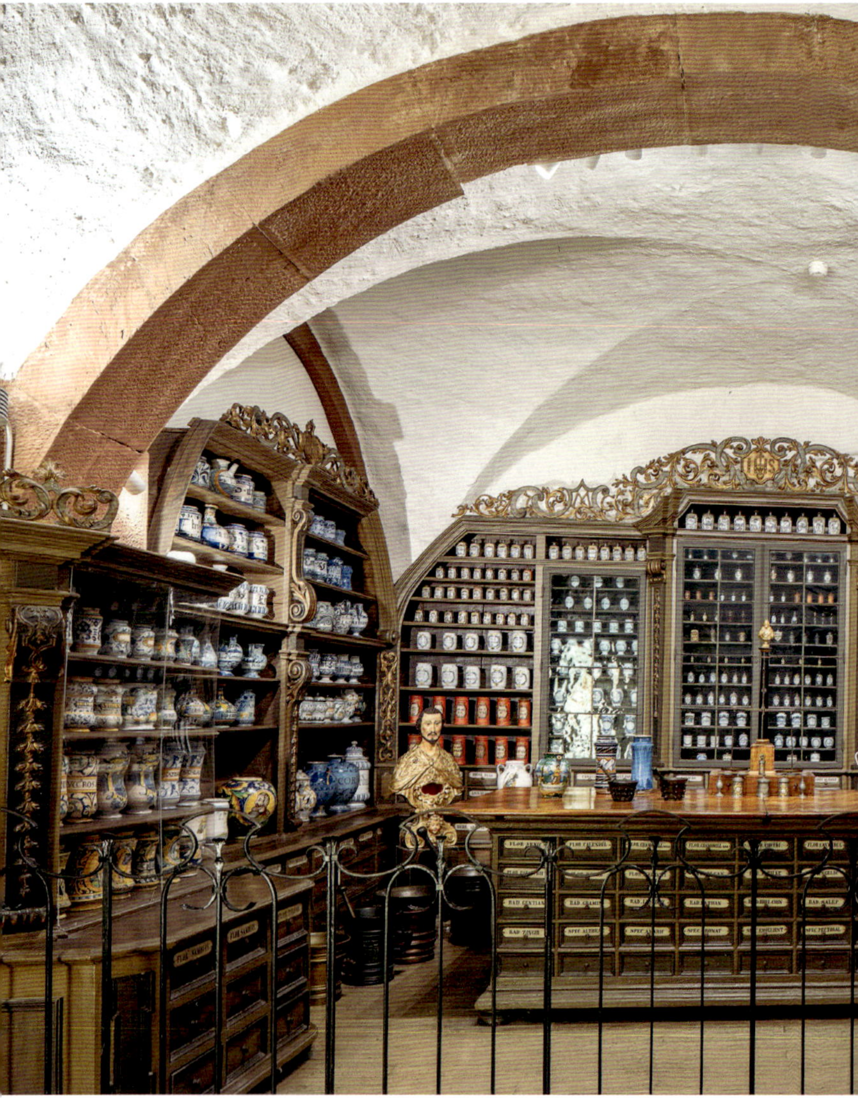
FLOR CALENDEL
RAD GENTIAN
RAD SALEP
RAD ZINGIB
SPEC PECTORAL

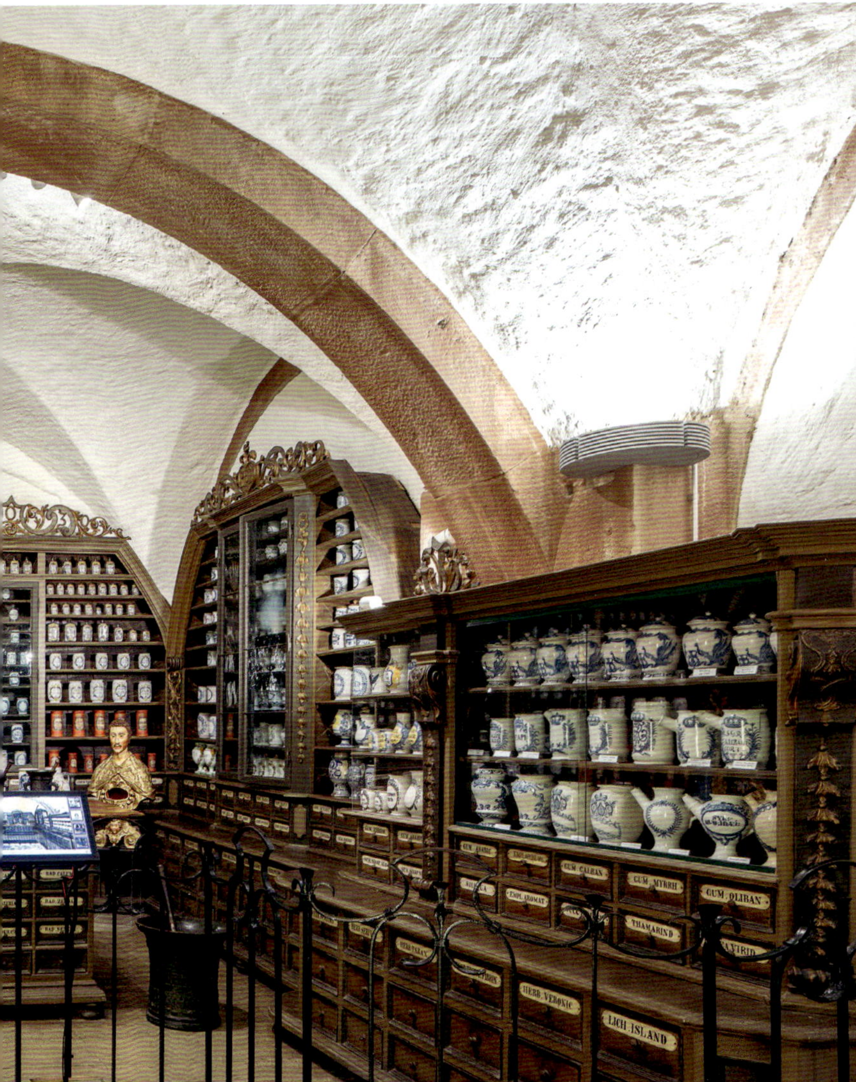

▲ *Oficina del monasterio de las Ursulinas de Klagenfurt, 1730.*

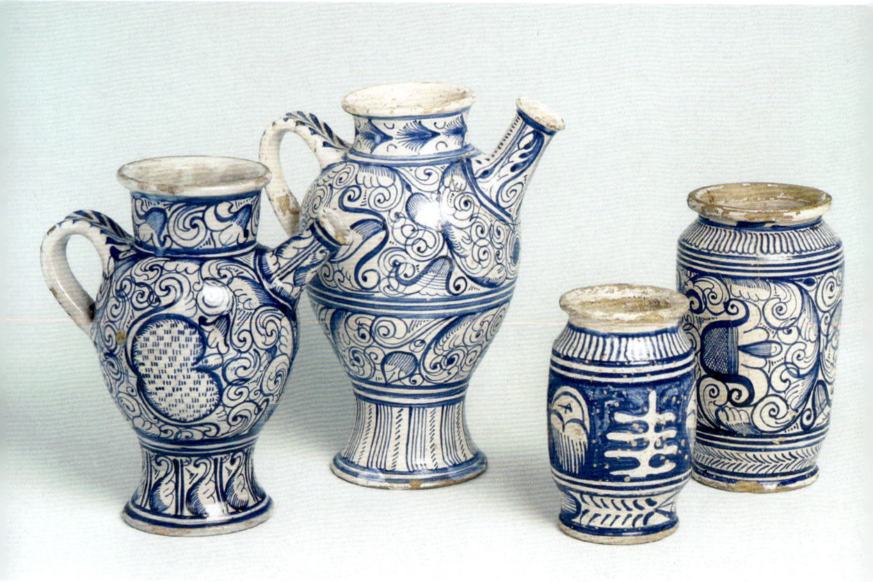

cias vegetales (entre ellas pimienta, hojas de rosas, raíces de violeta, resina o mirra), aunque también algunos ingredientes con fuertes efectos, como opio o de origen animal, como carne de víbora.

La sala 5 se centra también en la elaboración industrial de medicamentos a finales del siglo XIX que marcaron un hito importante en el ámbito famacéutico del siglo siguiente, entre ellos clásicos como la Aspirina (de 1917) o la Penicilina (de 1947), así como también otras rarezas producidas a partir de 1900.

▲ *Recipientes de Fayenza, Arnstadt, siglo XVII.*

Sala 6 – La oficina

El concepto latino "officina" explica el uso de este espacio como lugar para la elaboración de medicamentos. En los estantes y cajones se custodiaban provisiones de materias primas (simplicia), así como recetas ya mezcladas de diferentes materiales (composita). Sobre la mesa-mostrador, el farmacéutico preparaba los fármacos de acuerdo con la receta del médico. Hasta los siglos XVIII–XIX, el cliente sólo tenía contacto con la estancia y el farmacéutico a través de una ventana y sólo con posterioridad se le fue permitido progresivamente el acceso al interior.

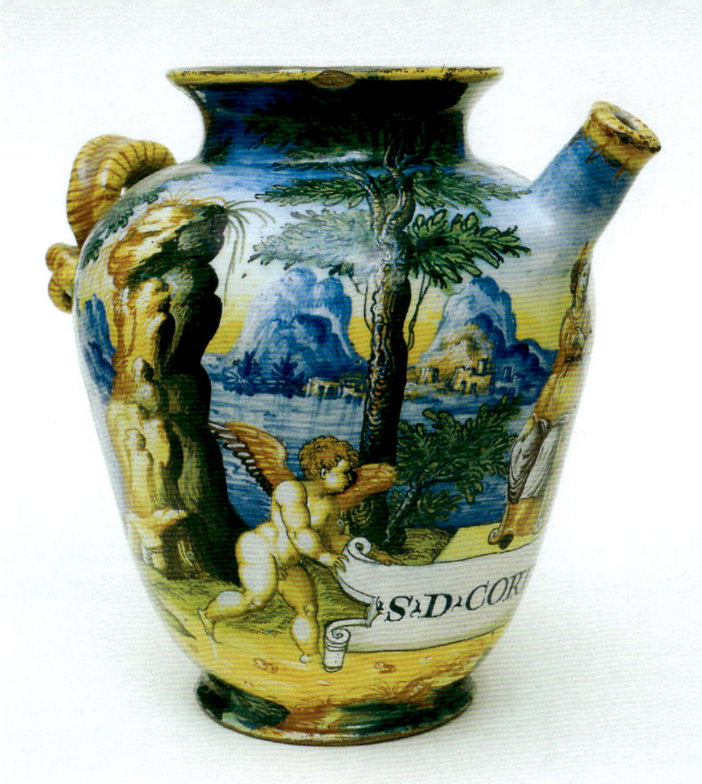

MONASTERIO DE LAS URSULINAS DE KLAGENFURT

En este monasterio se elaboraban medicamentos para las necesidades del convento, así como para los habitantes de los alrededores. Los bajos precios de los fármacos fijados por el monasterio (el llamado "salario de Dios") crearían problemas más de una vez con los farmacéuticos de las ciudades vecinas. La oficina de las Ursulinas se muestra espléndidamente equipada: las estanterías aparecen coronadas por ornamentos dorados, en cuyo centro se lee el monograma de Cristo "IHS", flanqueado a izquierda y derecha por la fecha de construcción del mobiliario, 1730. La magnífica mesa-mostrador sería mejorada en Fig. pág. 14/15 el siglo XIX con una tabla

▲ ***Jarra medicinal del famoso taller Fontana, en Urbino, 1542/1571.***

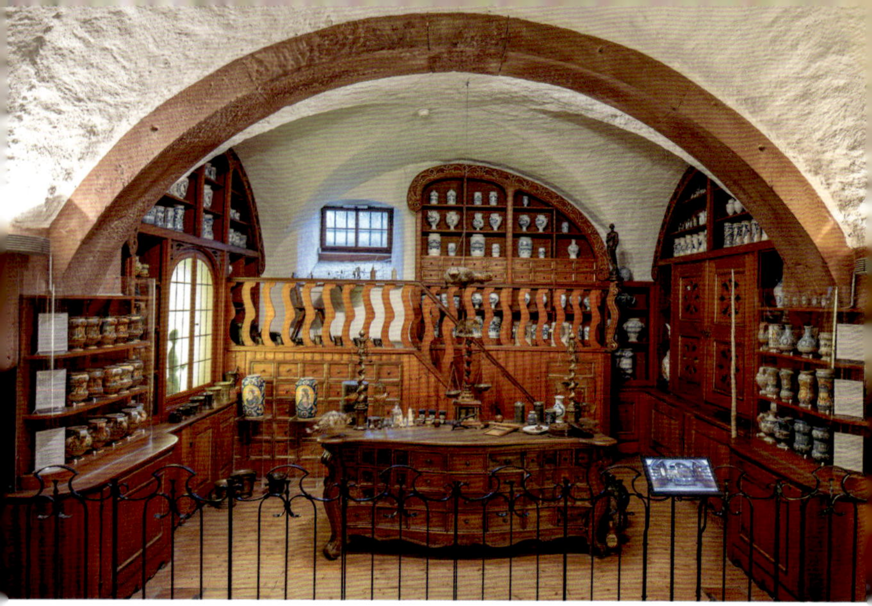

de madera de nogal. De esta misma época, es originaria la actual capa de pintura. La capa original era de tonos verde y roja, acentuada con oro y zócalos de mármol de tonos rojo y blanco, tal como pudo verificarse tras la restauración del conjunto. La superficie de los estantes están ocupadas por una impresionante colección de mayólicas y fayenzas: en la parte izquierda encontramos coloridas mayólicas italianas de los siglos XV–XVII (provenientes, por ejemplo, de Faenza, Venecia o Savona); a la derecha, manufacturas alemanas del siglo XVIII, en blanco brillante y con filigranas en forma de cartuchos con coronas de hojas en azul (provenientes, por ejemplo, de Hanau, Núremberg o Durlach). Igualmente interesantes son las antiguas fayenzas procedentes de Arnstadt (siglo XVII).

▲ *Mobiliario de la farmacia de la corte de Bamberg, sobre 1730/40.*

FARMACIA DE LA CORTE DE BAMBERG

Las estructuras del mobiliario barroco de la farmacia de la corte de Bamberg – entre ellas, la mesa-mostrador de 1730/40 – componen un escenario atrayente. Como contraste al monasterio de Klagenfurt, esta disposición sirve como ejemplo de una farmacia pública del siglo XVIII. Tal como hemos visto, la ventana que permitía visualizar el interior servía como medio de comunicación entre el farmacéutico y el cliente. El farmacéu-

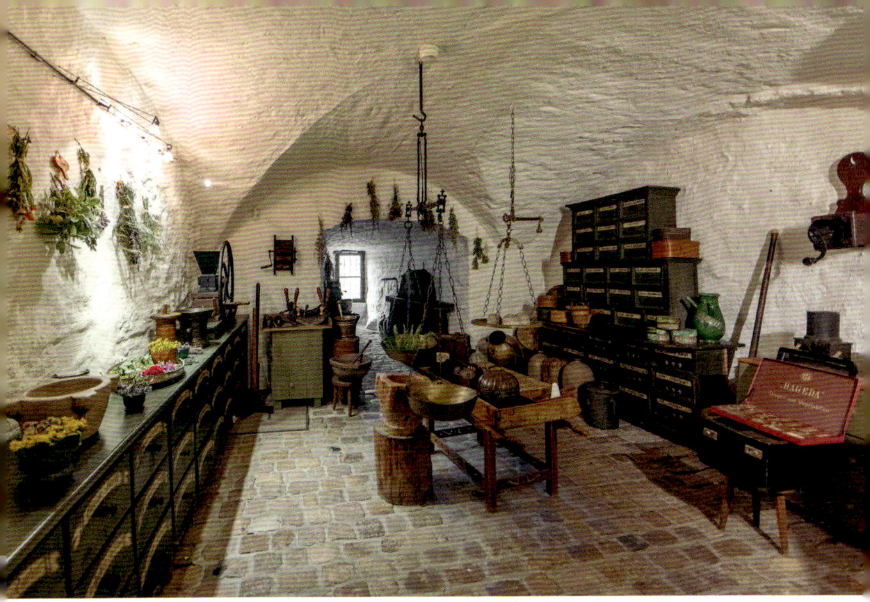

tico de la época daba un gran valor a la distribución visual del establecimiento. Tanto las largas filas de espléndidos recipientes, como la muestra de los instrumentos de trabajo o la posición central de algún objeto atractivo, eran conscientemente mostradas al público: la simple exposición de un diente de ballena o de un cocodrilo disecado bastaban para proporcionar a cualquier observador una efectiva imagen de lugares y seres exóticos, extranjeros y misteriosos.

Sala 7 – Almacén y herbolario

A menudo situada en el desván hasta el siglo XX, las farmacias estaban equipadas con una estancia utilizada como almacén y herbolario. En este lugar se depositaban, hasta el siglo XIX, sustancias químicas sólidas junto a plantas y otras materias primas. Elementos característicos de esta estancia eran secaderos o simples estantes altos con cajones espaciosos, además de recipientes de gran formato (como cántaros o recipientes de mimbre).

El armario con cajones de la farmacia de la ciudad de Mosbach es uno de los muebles más antiguos de la colección (siglo XVII). La disposición de las tres últimas filas de cajones llama particularmente la atención: cada uno

▲ *Almacén y herbolario con mobiliario de la farmacia de la ciudad de Mosbach, siglo XVII.*

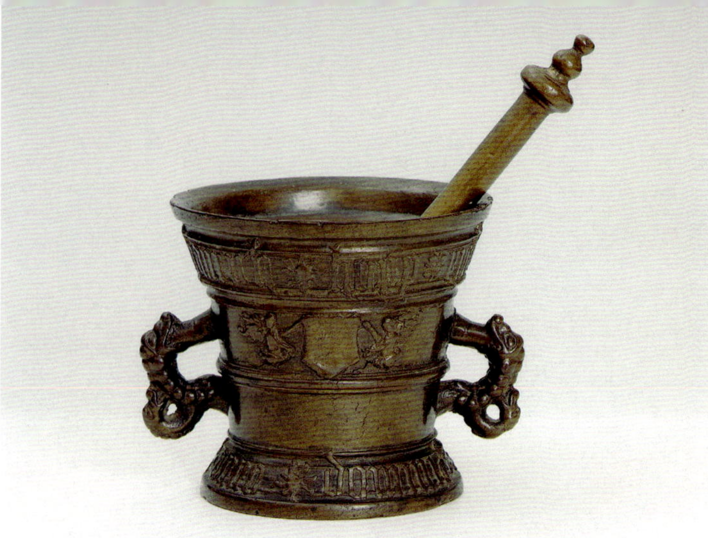

muestra tres cruces blancas, que servían como símbolos de precaución ante el peligro de ciertas drogas, almacenadas separadamente (por ejemplo, la Dedalera o digitalis purpurea, planta utilizada como remedio para problemas de corazón).

Instrumentos de los siglos XVII–XIX ofrecen una visión heterogénea de las posibilidades de transformación de materias primas. Entre otros son representados aquí valiosos morteros, un cortador pendular, tablas para cortar, molinillos o balanzas para la medición de grandes cantidades.

▲ *Mortero de bronce del taller Hachmann, Kleve, 1554.*

Sala 8 – Emblemas farmacéuticos

Durante varios siglos, la imagen característica de la farmacia era un **emblema individual.** Así, por ejemplo, escudos pintados solían incluir el nombre de la farmacia y el de su propietario. A menudo, elementos figurados (animales, seres legendarios o patrones) daban nombre a las farmacias, por lo que éstos podían ser muy diversos. La designación "Farmacia del Consejo" o "Farmacia Municipal" indicaba, por ejemplo, su status legal. Existían, además, conexiones de carácter bíblico (farmacias Marianas) y regionales: por ejemplo, las farmacias del León suelen localizarse en territorios donde el león forma parte del escudo de armas oficial de la región (como en el caso de Kurpfalz o Baviera); farmacias

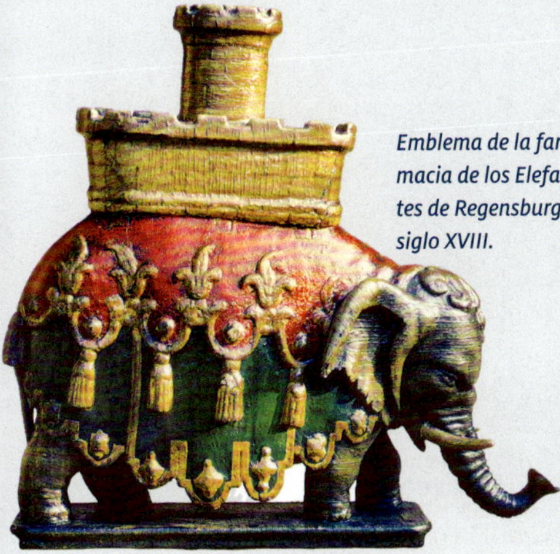

Emblema de la farmacia de los Elefantes de Regensburg, siglo XVIII.

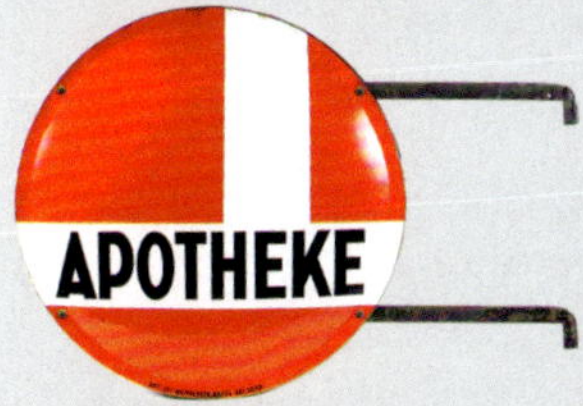

Emblema de la unidad, 1928.

Emblema de las Tres Cucharas, sobre 1930.

del Águila aparecerían posteriormente en Prusia, región en donde este animal estaba igualmente integrado al escudo de armas. Animales míticos, como el unicornio, eran asimismo elegidos como nombres preferenciales de farmacias.

Esta sección de la exposición incluye no sólo los escudos más antiguos conservados hasta la fecha (por ejemplo, el de la farmacia de la corte de Füssen, 1696) o curiosas figuras de animales, sino también una muestra de la evolución de los símbolos farmacéuticos hasta nuestros días. Entre los objetos expuestos, encontramos el primer emblema de la unidad (1928) y el famoso **emblema de las tres cucharas,** producto de la corriente radical modernista de la Nueva objetividad de los años veinte, que tendría los días contados con la llegada del Nacional socialismo al poder.

Sala 9 – Exposición temporal

En las vitrinas de la sala 9 están expuestos objetos relevantes de la colección. Entre ellos, se pueden encontrar aquí objetos de épocas más actuales, incluyendo los del siglo XIX procedentes del legado del inventor de la morfina, Friedrich Wilhelm Sertürner (1783–1841). Objetos del Modernidad eres como representantes del ideal de la llamada "Buena Forma" por ejemplo, los recipientes de la farmacia Sicherersche de Heilbronn (Fig. pág. 24/25), cuya concepción fue obra de los célebres diseñadores industriales Wilhelm Wagenfeld (1900–1990) y Heinrich Löffelhardt (1901–1979).

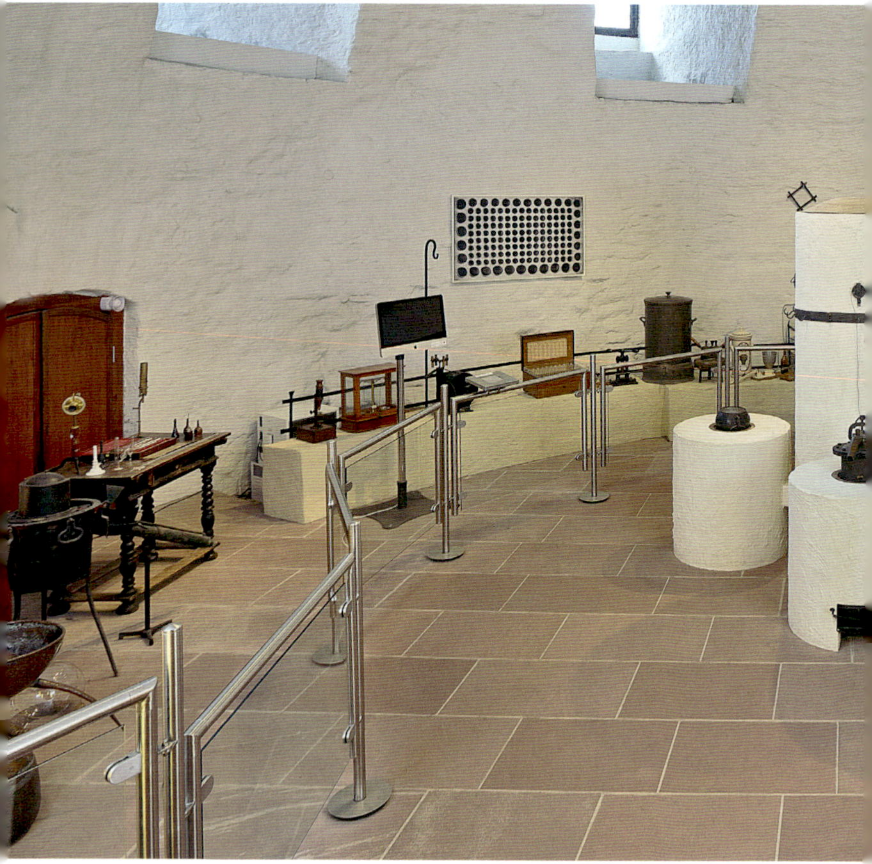

Sala 10 – El laboratorio

En una de las partes más antiguas de la estructura defensiva del castillo, la impresionante torre llamada "Apothekerturm", ha sido recreado otro de los ámbitos de trabajo del farmacéutico: el laboratorio (del latín "labor" = trabajo). Este solía estar equipado con hornos de fuego necesarios para los procesos de producción. La evolución de la alquimia jugaría un papel central en la concepción del laboratorio. A pesar de que la alquimia árabe era ya conoci-

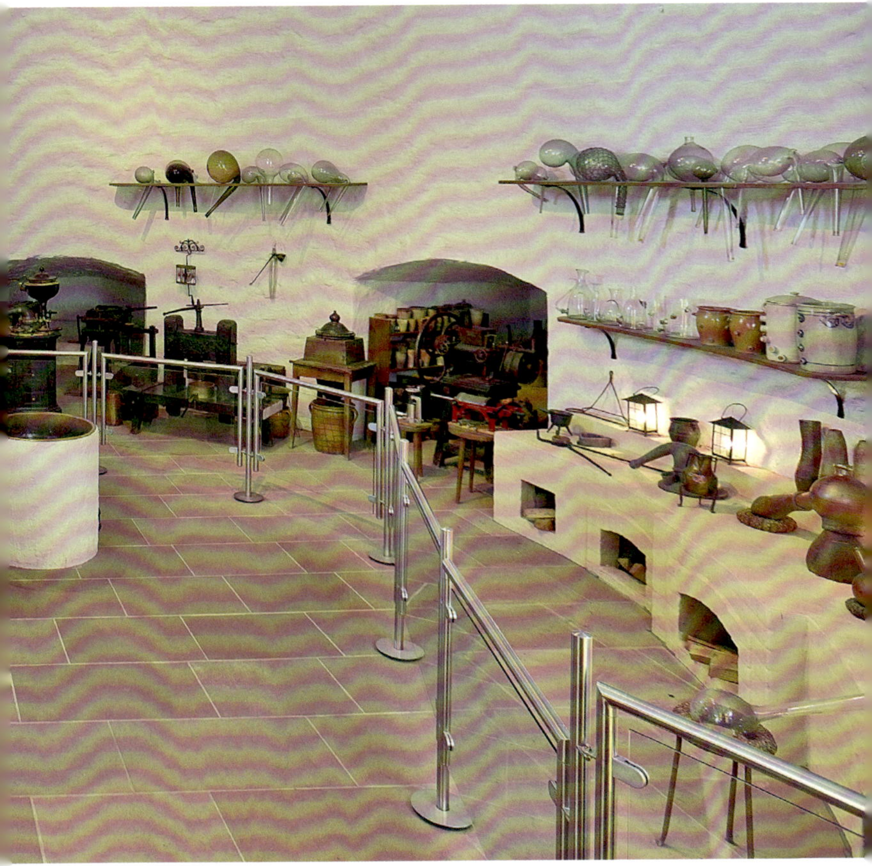

da en la Europa Medieval del siglo XII, sólo algunos de sus métodos y técnicas eran efectivamente llevados a la práctica para la elaboración de medicamentos. Sólo a partir de los siglos XV/XVI y gracias a la difusión propiciada por Paracelso (1493/94–1541), se observaría una más amplia recepción de la alquimia, dando lugar, por ejemplo, a la introducción de la destilación, técnica

▲ *Vista del "Apothekerturm", espacio del laboratorio.*

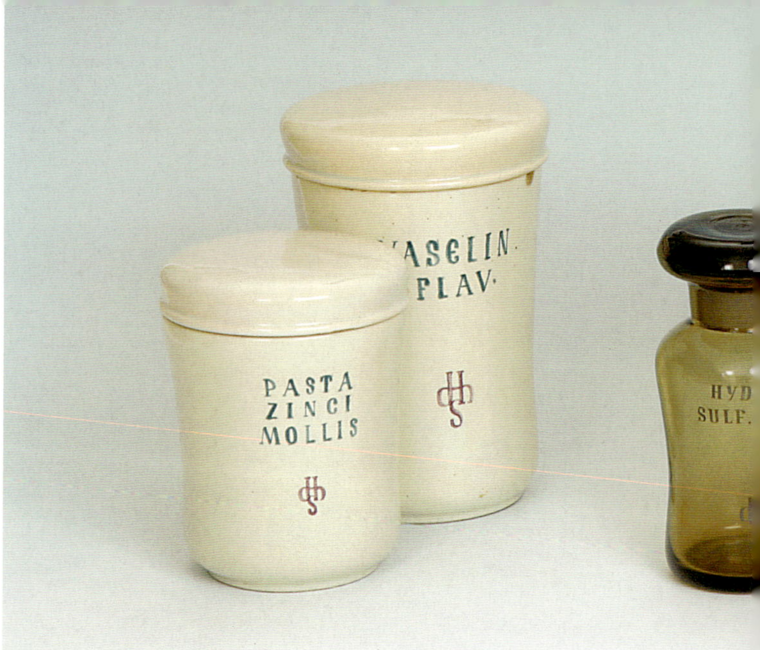

que constituye uno de los pilares de la farmacia. "Agua de vida" y aceites de éter serían a partir de entonces apreciados en la medicina. Representaciones visuales del siglo XVI/XVII han servido de ejemplo para la recreación de los hornos y utensilios dispuestos a lo largo de la pared circular de la estancia. En la mitad de la sala destaca la copia de un horno de fusión del siglo XVI, también conocido como atanor. La torre principal calentaba tres hornos secundarios a través de accesos diferentes. Cada uno de los cuatro hornos funcionaba a través de una rejilla y aperturas especiales para el suministro de aire. Este tipo de horno, también llamado Piger Henricus, facilitaba la regulación, a través de una compuerta vertical, del suministro de calor desde la torre principal a los hornos secundarios.

En los estantes que recorren la pared están expuestos típicos instrumentos de laboratorio como, por ejemplo, una parte de la más grande colección mundial de vasijas de vidrio de carácter técnico: cilindros de vidrio para la destilación, retortas, botellas florentinas, recipientes para la decantación, así como otros tipos de recipientes de laboratorio de cerámica y metal. Distribuidos según técnicas de trabajo, encontramos igualmente otros instrumentos de gran formato, entreellos potentes presas; este es el caso

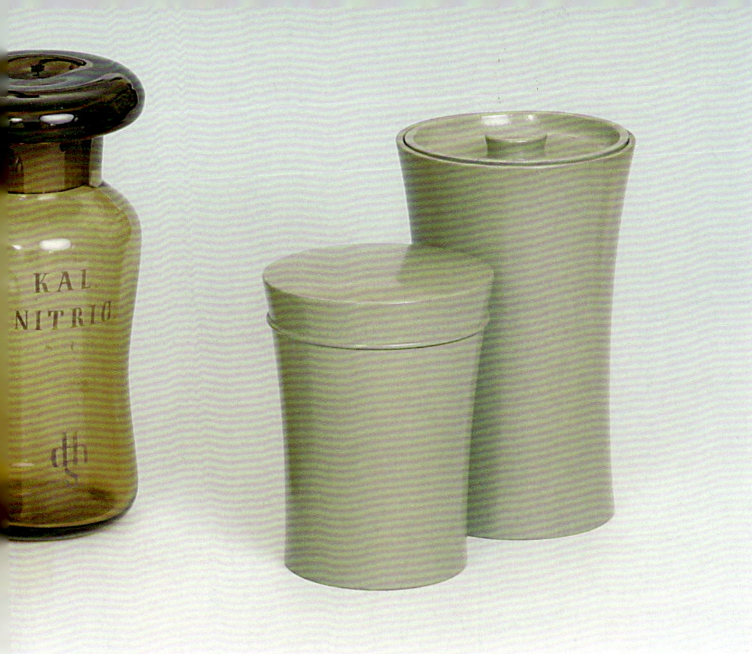

del pesado ejemplar proveniente de la farmacia del León de Landshut (siglo XVII).

Sala 11 – La tienda del Museo

Partes del mobiliario de la farmacia Diana de Bad Kleinen (1927) sirven de escenario ideal para la exposición de los diversos productos ofrecidos en la tienda del Museo. Entre ellos, el visitante encontrará una numerosa selección de libros, réplicas de recipientes farmacéuticos, confitería, cosmética y muchos otros objetos relacionados con la historia de la farmacia.

Bibliografía

Rudolf Schmitz, Geschichte der Pharmazie, Vol. 1 – Von den Anfängen bis zum Ausgang des Mittelalters, Eschborn 1998. – Wolf-Dieter Müller-Jahncke, Christoph Friedrich, Geschichte der Pharmazie, Vol. 2 – Von der Frühen Neuzeit bis zur Gegenwart, Eschborn 2005. – Elisabeth Huwer, Das Deutsche Apotheken-Museum, Schätze aus zwei Jahrtausenden Kultur- und Pharmaziegeschichte, Regensburg 2015 (3ª edición).

▲ *Conjunto de la farmacia Sicherersche de Heilbronn, diseño W. Wagenfeld / H. Löffelhardt, creado en 1949/50.*

Plano
Deutsches Apotheken-Museum

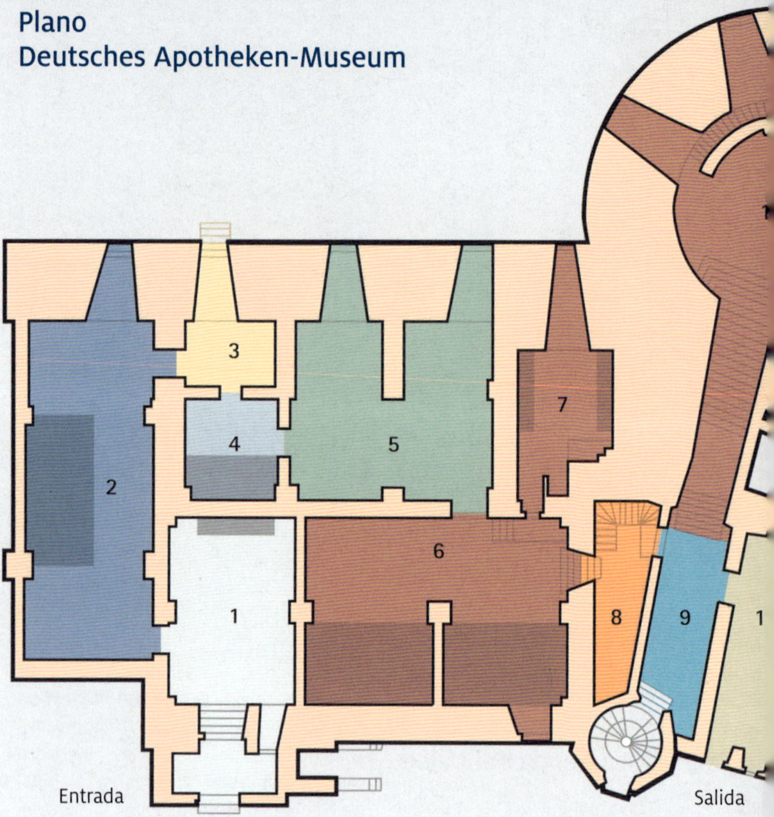

Sala 1	Entrada / Información
Sala 2	Sinopsis histórica
Sala 3	Sección interactiva – Farmacia infantil
Sala 4	La farmacia Biedermeier
Sala 5	El fármaco a través del tiempo
Sala 6	La oficina
Sala 7	El almacén y herbolario
Sala 8	Emblemas farmacéuticos
Sala 9	Exposición temporal
Sala 10	El laboratorio
Sala 11	La tienda del Museo, salida